DE

# DE L'INFLUENCE DE L'HYGIÈNE

SUR LE

## DÉVELOPPEMENT PHYSIQUE, MORAL ET INTELLECTUEL

## DE LA PREMIÈRE ENFANCE

DE

# L'INFLUENCE DE L'HYGIÈNE

SUR LE

## DÉVELOPPEMENT PHYSIQUE, MORAL ET INTELLECTUEL

## DE LA PREMIÈRE ENFANCE

DISCOURS LU A LA SÉANCE DU 18 AVRIL 1866 DE LA SOCIÉTÉ DES CRÈCHES
PRÉSIDÉE PAR MONSEIGNEUR DARBOY, ARCHEVÊQUE DE PARIS

Par le Dr DESPAULX-ADER

Membre du Comité général des Crèches, Président du Comité médical de la Crèche de la Madeleine.

PARIS

IMPRIMERIE JOUAUST

RUE SAINT-HONORÉ, 338

1866

# DE L'INFLUENCE DE L'HYGIÈNE

SUR

## LE DÉVELOPPEMENT PHYSIQUE, MORAL ET INTELLECTUEL

## DE LA PREMIÈRE ENFANCE

Discours lu à la séance du 18 avril 1866 de la Société des Crèches,
Présidée par Monseigneur DARBOY, Archevêque de Paris,

**Par le D$^{r}$ DESPAULX-ADER**

Membre du Comité général des Crèches, Président du Comité médical de la Crèche
de la Madeleine

Lorsque l'enfant vient au monde, il est si faible, que tout ce qui l'environne lui est redoutable ; ses cris indiquent déjà la souffrance et réclament la pitié, la commisération ; il semble demander aide et protection pour son existence, qui, à peine éclose, est menacée par mille fléaux, par les modifications sans nombre que son organisation doit nécessairement subir pour s'accommoder au nouveau milieu dans lequel il est appelé à vivre, et par les altérations qui peuvent résulter de ces modifications mêmes. Mais, comme rien dans la nature ne reste inachevé, Dieu plaça dans le cœur de la mère des trésors d'amour qui sont la sauvegarde de l'enfance. Lorsque la première femme vit sur ses genoux son premier-né nu, grelottant, en butte aux influences des fluides environnants, elle dut, le trouvant si chétif, l'entourer des soins que sa tendresse devinait, et l'arracher par là à ces dangers. — C'est là l'origine de la médecine, et de l'hygiène, qui est la branche la plus importante de cet art.

L'hygiène, on le voit, est aussi ancienne que le genre humain.

L'enfant naît donc faible, dépourvu de tout, inintelligent ; il a besoin d'acquérir de la force, et c'est dans le sein de sa mère qu'il trouve sa nourriture, nourriture appropriée à son âge, à sa consommation. Il a besoin d'une assistance continue, il la trouve dans le dévouement de sa mère ; car, abandonné à lui-même, son existence s'éteindrait bientôt. Il a besoin qu'on lui développe le jugement, et son éducation commence dès sa naissance par les caresses de sa mère. Nous tous, tant que nous sommes, que de reconnaissance ne devons-nous pas à nos mères pour nous avoir ainsi deux fois donné l'existence.

« Oh ! l'amour d'une mère, amour que nul n'oublie !
« Pain merveilleux qu'un Dieu partage et multiplie !
« Table toujours servie au paternel foyer !
« Chacun en a sa part et tous l'ont tout entier ! »

VICTOR HUGO.

Les anciens attachaient un tout autre sens que nous au mot *éducation*. *Educit obstetrix*, dit Varron, — c'est la mère qui nourrit, c'est elle qui commence l'éducation. —Voilà donc l'hygiène trouvée. D'abord peu compliquée, parce que l'enfant naissait bien constitué, parce que sa nature était dans toute sa vigueur et capable de réagir fortement contre les agents délétères, parce que, la terre étant moins refroidie, la température de l'atmosphère était plus chaude, plus égale, cette science vit ses horizons s'agrandir à mesure que la civilisation augmentait, à mesure que les besoins s'accroissaient. D'abord l'homme ne connut que les besoins naturels; aussi l'enfant naissait-il vigoureux, restait-il vigoureux, exempt de maladies; avec le temps les besoins naturels se compliquèrent dés besoins factices qu'engendraient ses passions, et il fut assujetti aux maladies. Les défauts, puis les vices des parents dépravèrent l'espèce et la soumirent à des maux, à des infirmités inconnues dans les premiers âges; à mesure que la civilisation se développait, la sphère de l'hygiène s'agrandissait; l'expérience de l'un servait à l'autre, puis l'esprit humain, se mûrissant en même temps, trouva des remèdes pour combattre les maux qu'elle apportait avec elle, des moyens pour diminuer la mauvaise influence d'une vie irrégulière et gouvernée non par la raison, mais par le caprice.

La société, d'abord composée de la seule famille, s'agrandissant chaque jour, l'autorité du père fut remise entre les mains d'un chef, qui, nommé père du peuple, dut s'occuper du bien-être de la nation.

De là l'hygiène publique.

Je n'entreprendrai pas de prouver que les lois de l'hygiène furent les premières qui, avant toute autre législation, durent occuper les hommes. Déjà dès le XVII$^{e}$ siècle avant l'ère chrétienne Moïse trace aux Hébreux des lois sur l'hygiène que le Lévitique a transmises jusqu'à nous.

Vers l'an 540, un philosophe célèbre, Pythagore, s'occupe de cette question et traite de la proportion des aliments et des exercices nécessaires au développement du corps. Cent quarante ans après lui, Hippocrate réunit en un corps d'ouvrage tout ce qui a été dit et fait avant lui sur ce sujet, et fait une science de ce qui n'avait guère existé encore qu'à l'état de tradition. Lycurgue les avait devancés; dans la législation qui a fait sa gloire, l'hygiène publique n'est point oubliée; mais il accepte cette coutume barbare qui existait bien avant lui, et qui fut continuée longtemps encore, puisqu'on la retrouve chez les Romains, de mettre à mort ou de conserver à la vie les enfants nouveau-nés, selon leur force ou leur faiblesse. Il fait de l'enfant la propriété de l'État, et le confie à sa mère jusqu'à l'âge de six ans; puis il le reprend pour en faire un homme fort et vigoureux, une femme robuste et féconde. Plus tard encore, Platon et Aristote enlèvent à ces lois leur sauvagerie et s'occupent des moyens d'adoucir les mœurs. Ils recommandent et la musique et la poésie; mais, comme Lycurgue, ils commencent l'éducation dès la première enfance. Je n'irai pas plus loin dans cet aperçu rétrospectif; j'ai voulu prouver en quelques lignes que dès les premiers âges on avait compris que l'hygiène était, par excellence, la science de la santé humaine, du développement physique et moral de l'homme, de la conservation et du perfectionnement de son espèce. Depuis ces temps, les noms ont changé, les préceptes de Lycurgue et de Platon sont tombés en désuétude et des besoins nouveaux ont réclamé de nouvelles lois. A mesure que la civilisation a marché, les cités, ces gouffres de l'espèce humaine, se sont agrandies; les hommes, nés pour vivre à l'air libre, se sont concentrés dans des espaces resserrés, où ils manquent des éléments nécessaires pour entretenir la vie, mais où la prospérité toujours croissante du commerce et de l'industrie les appelle, les dévore comme ce Minotaure dont parle la fable. Le luxe, s'accroissant chaque jour, fait naître continuellement des industries plus ou moins nuisibles à la santé des personnes qui les exercent. D'autre part, le superflu absorbant la plus grande portion du salaire, le nécessaire manque le plus souvent, le bien-être fait défaut à la majorité des hommes; comment, dès lors, dans des conditions aussi mauvaises, trouver des enfants forts et vigoureux, sains et bien constitués? Mais, dira-t-on, la civilisation est donc incompatible avec la vigueur du corps, avec la conservation de la santé? Non! A mesure que les conceptions de l'esprit humain s'agrandissent, les institutions qui ont fait le bonheur d'autres temps deviennent insuffisantes, sont renversées; et, compagnon inséparable de la civilisation, le progrès en suscite de nouvelles, plus conformes aux besoins de l'époque, plus propres à diminuer l'influence des vices qu'elle engendre; à mesure que nous avançons, l'art remplace la nature. Mais quittons ces hauteurs philosophiques et entrons plus immédiatement dans le sujet que je veux traiter : de l'influence de l'hygiène sur le développement physique, moral et intellectuel de la première enfance.

A toutes les époques, les gouvernements ont compris qu'il leur incombait une tâche, tâche la plus importante de toutes, de protéger l'enfance, c'est-à-dire de veiller à tous ses besoins physiques, moraux, intellectuels; c'est-à-dire encore, de la garantir de la misère, de l'ignorance, des exemples funestes, des mauvais traitements. Tous s'en sont occupés avec plus ou moins de bonheur; mais il appartenait à notre pays de fonder des institutions qui feront la gloire de notre siècle.

Semez une graine dans un bon terrain, arrosez-la, écartez d'elle les animaux destructeurs, entourez de soins la jeune plante qu'elle produira, émondez-la, donnez une bonne direction à sa séve, et vous aurez plus tard un bel arbre, un arbre droit, bien portant et productif. L'enfant est la graine : prodiguez-lui les soins dès sa naissance, aimez-le, caressez-le, montrez-lui un visage souriant, amusez-le, donnez-lui de bons exemples, ornez son cœur et son esprit de bons sentiments, de bonnes maximes, et vous aurez un jour un être sain, fort, vigoureux, bon, intelligent et utile à son pays. Nous allons rechercher si la civilisation de notre époque, telle qu'elle existe, remplit ces conditions, si elle accorde à l'enfance toute la protection qu'elle lui doit pour arriver à ce but.

Un enfant est né de parents pauvres, affaiblis par la misère, quelquefois par le vice, ou par l'excès de travail et une réparation insuffisante de leurs forces. Cet enfant porte avec lui le péché originel ; faible, débile, maigre, pâle, étiolé, il ressemble à un petit vieillard. La mère ne peut l'élever, le garder près d'elle ; d'ailleurs elle travaille trop et se nourrit trop mal pour avoir du lait. Le père s'en soucie peu, une gêne encore plus grande entrant avec lui dans le ménage. On l'envoie en nourrice à quatre-vingts ou cent lieues de ses parents, moyennant un salaire le plus souvent insuffisant, ou irrégulièrement payé, et là, cinquante fois sur cent, ce pauvre petit être, qui n'aura connu de la vie que le malheur, grossit bientôt le chiffre des décès de la première enfance. D'autres fois, il est confié à des gardeuses qui, moyennant une somme encore assez forte, gardent l'enfant pendant le jour, dans des chambres sans soleil et sans air, où règne un froid glacial ou une chaleur tropicale, le nourrissent de panades épaisses, malpropres, d'aliments peu appropriés à son âge; le couchent dans des lits incommodes et insalubres, et le rendent le soir affamé ou rassasié, sale et à moitié idiot à ses parents pour qui ce petit être, maussade, sans sourire, est un objet de répulsion et d'ennui. La femme, elle, en a pitié et le réchauffe encore de ses caresses, car elle est mère; quant au père, il le repousse, sinon avec dureté, du moins avec une froide indifférence. Voilà ce qui se passait il y a quelques années encore. De tous côtés alors comme à présent existaient des institutions de charité pour secourir ces déshérités de la fortune. Mais, nous le savons tous, l'aumône ne fait pas vivre; à peine soulage-t-elle. Le secours qui arrivait au pauvre ménage diminuait bien un peu la gêne d'un jour; mais le lendemain elle n'apparaissait que plus profonde. D'ailleurs, cette aumône n'arrivait pas directement à ce pauvre enfant; le père et la mère, égoïstes comme le sont les misérables, en profitaient plus que lui. Mais le progrès avait l'œil ouvert sur cette plaie de la civilisation : un homme survient au cœur bon et généreux ; il a été à même de mesurer le gouffre, et, par une inspiration divine, par un trait de génie, il institue la Crèche, il sauve l'enfance. Désormais celle-ci sera protégée dès ses premiers jours; la mère n'a plus besoin de se séparer de son enfant : elle pourra le nourrir, être tout à fait mère. Elle deviendra meilleure en voyant les sourires de ce petit être aimé, en recevant ses caresses. De son côté, l'enfant, heureux, entouré de bien-être, se développera à l'aise, se portera bien, sera tenu proprement, restera gai, gracieux, aimable. Loin d'être un ennui, une gêne pour la famille, il en sera la joie, le bonheur, et deviendra le trait d'union que Dieu mit entre l'homme et la femme pour les encourager dans la vertu.

La famille, la famille, toute vraie joie réside dans ce seul mot. Voyez d'ici ce tableau ; en existe-t-il un plus attrayant, plus suave que celui de beaux enfants groupés autour d'un jeune ménage : le père leur souriant, la mère allaitant l'un d'eux ; l'un et l'autre les caressant du geste et du regard? A les voir si calmes et en même temps si joyeux, on comprend que c'est là, dans cet amour mutuel, dans cette protection donnée et reçue avec le même sentiment, que réside le vrai bonheur. Et ce sentiment ne s'acquiert pas, il naît avec le cœur de l'homme ; et lorsque les vices de la civilisation ne viennent pas l'affaiblir et le remplacer par l'égoïsme, il surgit toujours comme le rayon de soleil qui perce le nuage pour arriver jusqu'à nous.

Au dire de Plutarque, Caton le Censeur quittait tout pour voir allaiter, laver et accommoder son fils par sa mère. Auguste, le maître du monde, dit Suétone, enseignait lui-même à ses petits-fils à écrire, à nager; il leur apprenait les éléments des sciences, et les avait sans cesse autour de lui. Henri IV ne dédaignait pas de se délasser de ses travaux en jouant avec ses enfants. Napoléon Ier passait de longs moments à voir les ébats de son fils, à le caresser, à le contempler; et le soin tout particulier que l'empereur Napoléon III a pris et prend encore de l'éducation physique et morale de son fils prouve que, comme nous, notre souverain comprend l'influence des premières impressions, des premières habitudes sur l'avenir de l'homme. Conservons donc la famille ; ne séparons pas les enfants de leurs parents, ils se garderont mieux les uns les autres. C'est là, à mon sens, la véritable et la plus saine des politiques.

Avant la Crèche, la première enfance se passait, comme je

l'ai dit, soit loin des yeux des parents, soit dans les garderies. A deux ans, l'État voulait bien se charger du petit être pendant le jour, et commencer son éducation, dont jusque-là il ne s'était pas occupé. Il lui ouvrait un lieu de refuge, l'Asile, où il trouvait et où il trouve encore des soins intelligents, vraiment maternels, un commencement d'éducation. Pour la première fois, il se trouve en contact avec d'autres enfants de son âge; il partage leurs jeux, leurs exercices intellectuels ; il fait la prière comme eux et avec eux; il mange en commun les aliments plus ou moins grossiers, plus ou moins sains que la triste position de ses parents a pu lui procurer, mais qui le nourrissent cependant, parce qu'il les assaisonne de bonne humeur, parce qu'il les mange au grand air (1).

(1) De 1844 à 1860, pendant la plus grande partie des années que j'ai été médecin de la Salle d'asile de la rue du Rocher et de la rue de la Bienfaisance, d'accord avec les dames patronesses et leur présidente Mme Cottenet, j'avais institué l'usage de donner chaque jour à cinquante des plus malheureux et des plus chétifs des trois cents enfants qui la fréquentaient une bonne soupe grasse. Les ressources nous étaient fournies par une quête, la libéralité du bureau de bienfaisance et la charité de ces dames. Aussitôt qu'un enfant avait suffisamment repris ses forces, on le remplaçait par un autre plus malingre, et pendant quelque temps encore il participait à la distribution du bœuf qui avait servi à faire la soupe. Après quelques années de ce régime, la santé de ces

A sept ans, l'école des Frères le réclame. *Instituit pædagogus, docet magister.* Là commence, à proprement parler, son instruction; il n'est plus seulement élevé, il est instruit; on lui développe l'intelligence, on lui apprend la langue de son pays, tout ce qui en ces temps constitue l'éducation; on lui donne les moyens d'occuper un jour une place honorable dans une société intelligente. Après l'école des Frères, il trouve l'école d'apprentissage, l'école d'adultes, où on lui donne un état, où il peut perfectionner son intelligence, l'orner, en un mot apprendre à devenir un être instruit, distingué parmi ses concitoyens. Nous ne saurions trop donner d'éloges à la société qui dès l'âge de deux ans prend un enfant par la main, l'éduque, le moralise, l'instruit, lui donne une profession selon ses goûts, son aptitude, et en fait un homme intelligent, utile à lui-même et à la société. — Mais que fait-elle, même en ce moment, pour son éducation physique? Elle néglige trop ce que dans les temps anciens on prescrivait avant tout. Autrefois on s'attachait exclusivement à faire des hommes forts et vigoureux, et on pensait que la beauté

enfants s'était tellement améliorée, que nous avions de la peine à en trouver de faibles, de débiles, et que nous les remplacions par les convalescents. Depuis que je ne suis plus médecin de l'Asile, cet usage, qui avait été introduit dans d'autres salles d'asile, est tombé dans l'oubli. *Sic fata voluerunt.*

des formes correspondait toujours à la grandeur de l'âme; aujourd'hui, ainsi le veut la civilisation, on s'attache à faire des hommes instruits, et on ne s'occupe nullement du développement physique. Aussi, qu'en résulte-t-il? Que chaque année le contingent fourni par la conscription donne, dans les grands centres de population, presque une moitié de déchets. Ne serait-il pas temps de faire marcher le développement physique de pair avec le développement moral? Dans les asiles, dans les écoles, souvent il n'y a pas de jardin, de préau (1); la gymnastique, les courses, la danse, les bains, la natation, etc., les jeux de toutes sortes y sont inconnus; l'enfant va le matin à sa classe, où il est enfermé tout le jour, et s'en retourne le soir chez lui, où il trouve des conditions hygiéniques encore moins bonnes. Il s'étiole, il pâlit, devient chlorotique, et souvent scrofuleux et rachitique.

Nous venons de voir l'enfant protégé par l'État à partir de l'âge de deux ans, pourquoi donc ne lui accorderait-il pas sa protection plus tôt? Pourquoi n'accepte-t-il pas les Crèches?

(1) A l'école des Frères de la rue de la Bienfaisance et de la rue du Rocher, il n'y a ni jardin, ni préau. Les enfants qui ne retournent pas chez eux entre les classes jouent dans une sorte de passage qui donne dans la rue du Rocher.

Parce que la Crèche relâche les liens de la famille, parce qu'elle augmente la mortalité ! ! Si l'on veut se donner la peine de lire le très-remarquable discours que M. le Dr Alexandre Mayer a prononcé à l'inauguration de la Société protectrice de l'enfance, on verra toutes les infamies qui se commettent sur ces pauvres enfants que l'on envoie en nourrice; on trouvera un tableau effrayant des crimes impunis qui sont familiers à cette industrie, je ne dirai pas que la loi protége, mais du moins qu'elle laisse vivre avec un contrôle illusoire ; il vous montrera des femmes nourrissant à la fois, à l'insu des parents, cinq et six enfants; il vous en montrera qui rendent à peine deux enfants vivants sur vingt qu'on leur confie. Il vous montrera des substitutions d'enfants; des enfants brûlés dont on déclare la mort par maladie plusieurs mois après le décès ; des enfants mourant d'inanition ; des cimetières de province pavés de petits Parisiens, selon l'expression pittoresque d'un maire. Il n'est pas de médecin qui, après quelques années d'exercice, n'ait fait cette remarque que presque tous les enfants revenus de nourrice apportent pour le moins un tempérament lymphatique, et le plus souvent sont atteints de scrofule ou de rachitisme, présage certain d'une vie languissante, d'une vie de douleurs et de misère, quand il ne l'est pas d'une mort prompte. Et la Crèche relâche les liens de la famille ! et la Crèche augmente la mortalité de la première enfance ! Sur seize mille enfants que

Paris envoie chaque année en nourrice, selon M. le docteur Bertillon (discours de M. le docteur Alexandre Mayer), trois mille de ces enfants, qu'il désigne sous le nom de *nourrissons au rabais*, donnent une mortalité de plus de quinze cents dans le cours de la première année. Sur les treize mille restant, appartenant aux familles qui payent une rémunération suffisante, il y a une mortalité de trois mille sept cent soixante-dix, également dans la première année, soit en chiffres ronds environ 30 pour 100.

Rapprochons de ces chiffres une phrase du Rapport moral et administratif sur la Crèche de Saint-Philippe-du-Roule pendant l'année 1865 « L'état sanitaire n'a point souffert de « l'épidémie (il s'agit de l'épidémie de choléra que nous « venons de traverser), quatre enfants admis quoique chétifs « ont recouvré leurs forces ; deux mauvais, une fille et un « garçon, guéris par les bons soins et les bons exemples, « montrent la puissance de l'éducation en commun. » La Crèche de la Madeleine, sur un chiffre moyen de trente enfants par jour, en a perdu deux de l'épidémie, alors que le fléau frappait plus particulièrement sur les enfants. Est-ce à la Crèche qu'ils ont contracté cette maladie ? Qui pourrait l'affirmer, lorsque dans les meilleures conditions d'hygiène, dans les familles les plus riches, nous l'avons vue se déclarer et faire un grand nombre de victimes ? Quant aux autres maladies, que la Crèche est censée propager, l'objection tombe devant cette affirmation, qu'elle renvoie les enfants au moindre signe d'affection contagieuse et même non contagieuse, dès que la maladie réclame des soins spéciaux.

Dans les cinq dernières années, de 1861 à 1866, la Crèche de la Madeleine a compté 45,522 présences, et, sur une moyenne de trente enfants par jour, n'a eu à déplorer que 24 décès. Dans les cinq années précédentes, elle avait compté 39,547 présences, et, sur une moyenne de vingt-cinq enfants, avait eu 49 décès. En 1865, la Crèche Saint-Louis-d'Antin, sur un total de 1,200 présences par mois, et une moyenne de quarante enfants par jour, en a perdu quatorze. Mais ces décès doivent-ils être attribués à la réunion d'enfants dans un milieu vaste et bien aéré, où les conditions de l'hygiène la plus saine sont bien observées, et mieux observées que chez eux, ou sont-ils simplement le triste tribut que la première enfance doit à la mort ? L'énumération des causes de ces 14 décès répondra pour moi : ils se décomposent en quatre angines croupales, deux rougeoles, trois accidents de dentition, deux gastro-entérites, une méningite tuberculeuse, une pneumonie, et un cas de choléra, — pas la moindre trace d'épidémie. — *Rapport de M. le docteur Masson (d'Ardres).* — En 1863, la même Crèche n'avait compté que 8 décès sur une moyenne de soixante enfants. — *Rapport de M. le docteur Reis.*

Mais quittons les chiffres et donnons des exemples du bien que fait la Crèche; citons quelques noms pour que l'on ne puisse les récuser :

Eugénie BELLOT, rue des Orties-Saint-Honoré, n° 1, entre à la Crèche de la Madeleine le 10 avril 1849, arrivant de nourrice, chétive, pâle et maigre; elle en sort le 26 juillet 1851, en parfait état.

Armandine DRIVET, rue de la Madeleine, n° 2, à son retour de nourrice, à 20 mois, est reçue à la Crèche le 7 janvier 1852, dans l'état le plus misérable, et 17 mois après elle est reprise par ses parents en bonne santé.

Adèle VALLERAND, rue Saint-Honoré, 145, nourrie par sa mère, très-malheureuse, est admise à la Crèche le 25 août 1856, à l'âge de 6 semaines, dans un état de maigreur et d'émaciation extrêmes; 4 ans après, au moment où elle la quitte pour l'asile, elle est devenue une très-forte et très-belle enfant.

Charles MORISSET, rue Neuve-des-Petits-Champs, 41,

entre dans nos salles le 8 décembre 1856, âgé de 20 mois ; il apporte de nourrice un gros ventre, une grosse tête et de petits membres, et, de plus, présente quelques accidents de la dentition ; le 4 juin 1857, il en sort fort, vigoureux et bien constitué.

Marie CLAUDE, rue du Mont-Thabor, 28, est reçue à la Crèche le 19 novembre 1857, âgée d'un an, avec une constitution délabrée ; elle en sort le 16 février 1860, fraîche, grasse et bien portante.

Alphonsine BARBIN, rue du Bouloi, 13, est admise dans nos salles le 18 août 1859, âgée seulement de 3 semaines ; elle est nourrie par sa mère, très-faible elle-même, et présente l'aspect d'un petit moribond. 5 ans après, elle faisait l'admiration des visiteurs de la Crèche.

Ernest PICOURT, rue d'Argenteuil, 57, est reçu à la Crèche le 23 novembre 1863, le 14me jour de sa naissance ; il semble avoir à peine un jour à vivre tant il est faible ; il est allaité par sa mère, dont l'aspect est des plus misérables. Aujourd'hui, on peut le voir courir dans nos salles, et on le remarque comme un très-bel enfant.

Marguerite SINÈGRES, rue du Faubourg-Saint-Honoré, 28,

nourrie par sa mère, entre à la Crèche le 27 mars 1865, âgée de 9 mois, en convalescence d'une bronchite grave dont je venais de la soigner. Aujourd'hui, elle est forte, bien portante, et s'y fait remarquer par sa bonne mine et sa gentillesse. La mère, couturière, gémissait devant moi de ne pouvoir travailler en gardant sa fille; je lui indiquai la Crèche, que tout d'abord elle rejeta comme un lieu où tous les enfants mouraient, d'après ce qu'elle avait entendu dire. Puis, invitée de nouveau à aller la visiter et à prendre de plus sérieuses informations auprès des mères dont les enfants la fréquentaient, elle se rendit bientôt à l'évidence. Depuis lors, c'est une des plus convaincues de la bonté de notre œuvre.

Blanche Davy, rue Saint-Joseph, 18, âgée de 5 semaines, est portée à la Crèche le 9 février 1866, dans un état tellement chétif, dans une maigreur telle que M. Marbeau, présent en ce moment, craignant de la voir mourir sous ses yeux, conseille de la faire visiter par un médecin avant de la recevoir. Aujourd'hui, après deux mois et demi de séjour dans nos salles, ce petit être s'est tellement développé, fortifié, qu'il présente l'aspect de tout enfant de son âge.

Louis Guimbal, enfant de la Crèche à sa fondation, 18 avril 1846, vient d'être soumis à la conscription. Chaque année, ce noble jeune homme, se rappelant les impressions de son enfance, visite son premier berceau, et renouvelle à M^me Royer, la surveillante, le témoignage de sa reconnaissance pour les soins maternels qu'il y a reçus, et de son inaltérable affection pour elle.

Voilà des vérités faciles à contrôler ; voilà des chiffres qui parlent d'eux-mêmes. Aujourd'hui le principe des Crèches est accepté par la très-grande majorité des administrateurs de la Société, il est accepté par toutes les mères. Sa Majesté l'Impératrice, dont l'intelligence et le cœur sont à la hauteur de la noble mission que Dieu lui a confiée, l'Impératrice, qui est femme et mère avant d'être souveraine, l'Impératrice accorde sa haute protection aux Crèches, et a bien voulu abriter de son patronage celle de la Madeleine de Paris et quelques autres de province. Puisse ce haut et puissant appui s'étendre à l'institution elle-même, et nous aider à aplanir les obstacles que le mouvais vouloir de quelques-uns sème sur notre chemin ! Puisse notre vénéré archevêque, dont nous connaissons tous la sainte et intelligente charité, faire pour les Crèches ce qu'il a fait pour les Salles d'asile, et porter aux pieds du trône la vérité tout entière sur cette œuvre essentiellement chrétienne. Ces objections de nos détracteurs une fois écartées, suivons l'enfant à la Crèche. Il y trouve des soins hygiéniques de toutes sortes, même des soins médicaux; là, rien n'est laissé au hasard, au caprice; la nature et la quantité des aliments y sont indiquées par le médecin et par l'expérience des dames patronesses, selon l'âge et la constitution de l'enfant. Jusqu'à trois mois, le lait de la mère doit suffire; mais comme celle-ci, à cause de ses occupations, ne peut venir l'allaiter que deux ou trois fois, et que l'enfant a besoin de prendre un peu de nourriture toutes les deux heures, on lui donne dans l'intervalle de l'eau d'orge ou de gruau, ou de l'eau panée. Après cet âge, ou même avant, selon la force de l'enfant, on ajoute à sa nourriture du lait de vache, ou une crème de pain. Vers les quatre ou cinq mois, son appétit augmentant, on joint au lait de la mère et aux moyens cités plus haut des panades, des bouillons légers. Aux enfants sevrés on donne, en outre du lait de vache, des potages gras et maigres, des panades plus nourrissantes, des tartines. A cet âge, la boisson est l'eau panée, la tisane de houblon coupée de vin, ou sucrée avec du bois de réglisse. Mais, répétons-le, une des conditions d'admission à la Crèche est que la mère nourrisse son enfant. Les soins hygiéniques, le plus souvent mal donnés dans les ménages par incurie ou par manque de temps, consistent en lavages, en nettoyages de toutes sortes. Chaque matin l'enfant confié à la Crèche est lavé, peigné, approprié avec une cuvette, une éponge et une serviette marquées à son numéro. Tout vêtement sale est changé; s'il est propre, il est recouvert d'une blouse de couleur uniforme pour tous. Il est couché dans un lit entouré de rideaux blancs, dans du linge toujours blanc et propre. Dès qu'il commence à se mouvoir, il quitte aussitôt cet abominable maillot contre lequel Buffon et Rousseau s'élèvent avec tant de chaleur et de raison, et il prend ses ébats sur un tapis en hiver, sur une natte de paille en été. Plus grand, il trouve, au milieu de la salle ou dans une pièce à côté du dortoir, la pouponnière de M. Delbruck, qui l'aide à marcher, et qui, aux heures de repas, lui sert de salle à manger. En été, une terrasse, un balcon ou un jardin, recouverts de tentes, permettent aux enfants de jouer, de s'amuser au grand air, à l'ombre pendant la belle saison, au soleil pendant les beaux jours de la saison froide. La température des salles est toujours conservée à 14°, 15° ou 16° centigr. Des ventilateurs convenablement établis renouvellent constamment l'air qu'on y respire. Chaque jour plusieurs dames patronesses, mères de famille, viennent visiter la Crèche, contrôlent ce qui s'y passe, donnent les conseils de leur expérience et déversent sur ces enfants du pauvre un peu de la tendresse dont leur cœur déborbe. Chaque jour également un médecin leur consacre quelques instants de son temps, les examine avec attention et indique les soins spéciaux à donner à chacun d'eux. En cas de maladie, pour éviter la contagion, l'enfant est rendu à sa famille, où le plus souvent la même sollicitude le suit. Chaque Crèche compte plusieurs femmes de service affectées chacune à des groupes d'enfants plus ou moins nombreux, selon leur âge, et elles sont surveillées par une directrice laïque ou religieuse, dont la tendre et patiente attention toute maternelle est constamment éveillée.

Le soir, chaque mère vient reprendre son bien, fière d'avoir occupé utilement son temps, fière d'avoir gagné le pain de sa journée, heureuse de retrouver son enfant frais, bien portant et gai ; son amour s'agrandit de son contentement, et l'enfant, reconnaissant cette figure amie qui lui sourit, emporté avec joie dans les bras de sa mère, sent aux battements précipités de son cœur qu'il lui appartient tout entier. La mère, par le salaire qu'elle gagne, se procure des aliments plus sains, plus substantiels, plus nourrissants, son lait se ressent du bien-être qu'elle éprouve, et l'enfant, mieux nourri, vient mieux. Il n'est personne qui ne comprenne la bonne influence d'un lait suffisamment riche sur le développement physique de l'enfant, et, par contre, qui ne reconnaisse la mauvaise influence d'un lait pauvre sur cette jeune constitution où tout est à faire et dont l'avenir est dans les mains de la Société ; mais combien ne trouve-t-on pas de gens qui, faute de réflexion, se refusent à admettre l'influence de cette nourriture insuffisante sur le développement moral et intellectuel de l'enfance? Elle n'en est cependant pas moins réelle. La nature fait marcher de pair le moral et le physique. Lorsque l'un est profondément atteint, l'autre l'est également bientôt. C'est une loi. Lorsque les aliments sont insuffisants, ou de mauvaise qualité, il s'établit bientôt des désordres du côté des voies digestives, puis le système nerveux s'entreprend, la nutrition en souffre, l'enfant dépérit. La souffrance le rend désagréable : il pleure et crie constamment, il repousse les caresses, il devient méchant et hargneux. Au contraire, lorsque son régime est bon, son tempérament se développe, sa santé se constitue, ses bons instincts se réveillent, les mauvais sont effacés par le bien-être qu'il éprouve, son caractère se forme, son cœur s'ouvre à la sensibilité, à l'affection, et il devient bon et aimant. « L'autorité que l'enfant « reconnaît et subit dès le premier éveil de son intelligence « dans la directrice de la Crèche est pour lui la source des « avantages que procure l'éducation en commun. Plus tard « les notions du devoir viendront rendre facile ce qu'on a « dû d'abord demander à l'obéissance passive, à une auto- « rité douce, mais en même temps ferme et juste. » Là pourtant ne s'arrête pas l'action bienfaisante de la Crèche : elle suit encore l'enfant jusque chez ses parents. Elle apprend à la mère inexpérimentée ce qu'elle doit faire pour continuer les bons soins que son nourrisson reçoit pendant le jour ; elle lui apprend que la propreté est la première condition de bien-être, que la malpropreté engendre des défauts et des maladies de toutes sortes ; elle lui apprend à s'abstenir pour elle, dans l'intérêt de son enfant, de mauvais aliments, de boissons fortes ; enfin elle lui montre l'enfant heureux et calme pendant le jour, et lui enseigne les moyens de continuer chez elle ce calme et ce bonheur. Ainsi s'établissent entre la Crèche et les parents des rapports intimes qui ne peuvent que les moraliser et leur donner de bonnes habitudes. Elle leur apprend encore leurs devoirs moraux, elle leur impose l'obligation de développer le cœur de leurs enfants par de bons exemples, par de bonnes paroles, par de douces caresses, par de saintes prières. C'est alors que l'enfant devient vraiment un lien entre le père et la mère ; c'est l'objet sur lequel toutes leurs pensées se concentrent, c'est la joie de la maison ; c'est à qui des deux s'en fera le plus aimer ; c'est à qui des deux adoucira le plus ses manières, son langage, ses mœurs ; ainsi se régularisent souvent des unions clandestines, et se rapprochent deux êtres qu'aucun intérêt moral n'unissait, qu'au contraire séparaient chaque jour la misère du cœur et la misère du corps. Avant cet enfant, avant ce lien, la gêne et le malheur existaient dans le ménage, le père passait ses journées au cabarêt, sans travail ; la mère, oublieuse de ses devoirs, sans soutien, sans appui dans la vie, sentant une place vide dans son cœur ; tous deux, oublieux des promesses qu'ils avaient faites à Dieu, devenaient chaque jour plus étrangers l'un à l'autre. L'enfant vient, la Crèche le prend, elle donne des oisifs au travail, des dépravés à la vertu, des malheureux à l'aisance.

L'éducation est le fondement de l'avenir, a dit Leibnitz, pourquoi ne pas commencer cette éducation dès les premiers jours de la naissance de l'enfant ? Il est essentiellement imitateur, et ses premières impressions durent toute sa vie. Pourquoi dès lors souffrir qu'il s'éloigne de ses parents, qui plus que tout autre ont intérêt à le bien élever ? Pourquoi permettre qu'on le confie à des mercenaires avides dont le seul but est de toucher un salaire, dont les manières grossières, les mauvais sentiments, les propos malsonnants ne peuvent que dégrader l'âme la plus saine, le cœur le mieux disposé ?

*Mens sana in corpore sano.* Une âme élevée, forte, capable d'élans généreux, habite presque toujours un corps bien portant et robuste. Prenons l'enfant avant qu'il ait souffert, prenons-le avant qu'il ait connu la misère, éloignons-le de toutes les causes délétères qui engendrent les maladies et les souffrances, mettons-le dans un milieu tel, qu'il acquière de la force, de la vigueur ; soignons ce premier âge d'où dépend la constitution de toute sa vie, son bonheur : car, malingre et souffreteux, il deviendrait une charge pour lui-même et pour la société ; il deviendrait mauvais, pervers ; il prendrait en haine son pays qui n'aurait pas su le secourir à temps. Fort et bien portant, il deviendra un enfant intelligent, un jeune homme honnête, un bon citoyen, un brave ouvrier, un valeureux soldat. Loin d'être à charge à sa patrie, il lui rendra un jour des services, et peut-être en deviendra-t-il une des gloires.

L'enfant est essentiellement imitateur, disais-je tout à l'heure. Voyez celui qui arrive à la Crèche : il revient de nourrice, il a deux ans ; il est chétif, pâle, étiolé ; il a un gros ventre, une grosse tête, de petits membres ; il est sale et couvert de vermine ; sa tête et sa figure sont revêtues de crasse et de croûtes de lait, qu'un ridicule préjugé fait respecter ; il ne regarde personne et tient les yeux baissés, il semble honteux de lui-même. Approchez-vous, parlez lui doucement, il vous tournera le dos. Insistez, il se mettra à pleurer, à crier. Insistez encore, en l'appelant par les plus doux noms, il cherchera à vous frapper, à vous mordre, ou il se sauvera. D'où vient que cet enfant ne comprend pas qu'il a affaire à un ami ? C'est qu'il n'en a jamais rencontré, c'est qu'on lui parlait durement, qu'on le frappait lorsqu'on voulait le faire obéir ; c'est qu'il ne cédait qu'à la contrainte et à la force ; c'est qu'il n'a jamais entendu que des mots grossiers et jamais de douces paroles. Injuriez-le, menacez de le frapper, et il obéira de suite, parce que les menaces étaient toujours suivies d'exécution et qu'il a peur de la douleur : jusqu'ici il ne connaît que le châtiment. Laissez-le dans son coin ; d'abord il ne regardera pas ses camarades, mais bientôt, les entendant jouer, rire, chanter, sauter autour de lui, il jettera quelques regards furtifs de leur côté; il restera toujours morose, mais il regardera, il sera étonné, il cherchera à comprendre. Sans s'en rendre compte, il y prendra un certain plaisir : déjà son éducation commence, déjà le contre-poison agit. Le soir, en rentrant chez lui, loin de se mettre dans un coin, dans l'ombre, il cherchera à s'occuper. Il a vu ses camarades aller, venir, sauter, danser : il ne sautera pas encore, il ne dansera pas, mais il changera souvent de place, il essayera de faire comme eux, et pour peu que ses parents, bien conseillés par la Crèche, s'y prêtent, on trouvera après quelques jours un changement déjà notable dans l'éducation de ce petit être. Le contact incessant des autres enfants le transforme, corrige ce qu'il y avait d'inculte, de sauvage, de grossier dans son caractère, dans ses manières; son cœur s'ouvre aux bons sentiments, la société commence à développer ses bons instincts, et à peine quelques semaines de ce séjour dans ce bon milieu se sont-elles écoulées, que l'enfant n'est plus reconnaissable. En même temps, sous l'influence des soins de toutes sortes, de la propreté qu'il ne connaissait pas, d'une nourriture appropriée à sa force, à sa constitution, son aspect change : il perd ce gros ventre, ses croûtes de lait tombent, sa tête et sa figure prennent forme humaine, ses membres se fortifient, il acquiert un air intelligent, espiègle, qu'il n'avait pas ; il oublie les mauvais traitements qu'il a subis, et sous l'influence du doux langage qu'on lui tient à la Crèche et chez lui, sous l'influence des caresses qu'on lui prodigue, sous l'influence de son contact avec d'autres enfants du même âge, il devient bon, gracieux, aimable, généreux, enfin il devient sociable. Sociable, voilà le mot qui résume toute l'éducation de l'homme. Être sociable, n'est-ce pas aimer son semblable, lui faire des concessions et en recevoir? n'est-ce pas aimer son pays, et, en échange de la protection qu'il vous donne, être prêt à lui sacrifier sa vie? n'est-ce pas aimer le souverain que l'unanimité de vos concitoyens s'est donné? en un mot, n'est-ce pas suivre les préceptes de notre divin maître à tous, de Dieu, qui, loin de se venger de l'oubli des hommes, s'est sacrifié sur le Calvaire pour racheter leurs fautes?

La Crèche, et après la Crèche l'Asile, sont donc les premiers échelons de l'éducation sociale et populaire qui, dans les grandes villes, conduisent l'homme à toutes les vertus, qui lui procurent une bonne et robuste santé, en un mot qui le mènent au bonheur. Dans un siècle comme le nôtre, sous un gouvernement aussi libéral que celui de la France, il est permis de s'étonner que cette vérité ne soit pas démontrée pour tous, il est permis de s'étonner du mauvais vouloir que ces institutions rencontrent dans les régions moyennes du pouvoir. Messieurs les administrateurs, au lieu de discourir, consultez donc une bonne fois les mères des enfants qui fréquentent la Crèche et l'Asile ; elles sont meilleurs juges que vous, puisqu'elles en profitent. Demandez-leur les bienfaits que ces institutions leur ont procurés, et elles vous répondront : « Nous avions des enfants qui étaient pour nous de « lourdes charges, qui nous empêchaient de travailler, ou « qui prenaient le plus clair de notre salaire, et nos maris « étaient mécontents et les maudissaient. Depuis que la Crèche « et l'Asile nous les gardent le jour, nous pouvons travailler, « nous pouvons les nourrir, nous avons appris à les soigner ; « ils nous sont plus chers, parce qu'ils sont moins gênants. « Ils sont beaux, bien portants, et bons ; nos maris sont « heureux et les aiment davantage. »

L'institution des Crèches est à cette heure dans la phase où a été pendant longtemps celle de l'Asile. Les mêmes raisons données alors pour rejeter l'Asile comme établissement d'utilité publique sont données encore pour rejeter la Crèche ; cependant l'Asile est aujourd'hui en pleine prospérité, et cette utile institution a trouvé un ministre assez courageux pour lui assigner une place dans la hiérarchie de l'instruction publique. Espérons qu'il en sera de même pour la Crèche. Le premier échelon de cette hiérarchie est vide : c'est la Crèche qui est appelée à combler cette lacune.

Toute pensée utile est le patrimoine de l'humanité, et ceux qui exécutent cette pensée en sont les bienfaiteurs ! Malheureusement il est des gens qui ne reconnaissent qu'une autorité : la coutume, la routine, et pour qui rien n'est bon que ce qui s'est fait autrefois. Ceux-là, sophistes modernes, comme leurs aînés, nient le mouvement, et ne le comprennent même pas lorsque Zénon le leur prouve en marchant.

Résumons-nous en quelques lignes : Le but de toute saine politique est de donner à la société de bons citoyens, à l'industrie, des ouvriers forts, bien portants et intelligents; à la patrie, de vigoureux soldats. Elle doit donc s'occuper de développer, en même temps que le corps, le cœur et l'intelligence de l'homme. La Crèche et l'Asile nous donnent les moyens d'arriver à ce but. A la Crèche, le corps de l'enfant se fortifie, parce qu'il y trouve, en outre du lait de sa mère, une bonne nourriture sainement accommodée, bien appropriée à son âge, un bon air, des soins hygiéniques; son cœur s'ouvre à la bonté, à la sensibilité, à la sociabilité, parce qu'il y rencontre affection, patience, caresses, bons procédés, doux langage ; son intelligence s'y développe par son contact incessant avec d'autres enfants de son âge, par les jeux qu'il partage avec eux, les exercices de toutes sortes qu'ils font en commun, par l'émulation, par l'exemple; et cette influence est d'autant plus grande, plus profonde, que l'enfant est plus jeune, qu'il n'a encore subi aucune mauvaise impression qu'il faille combattre et réformer. La Crèche offre donc à l'enfant l'éducation physique, l'éducation morale, l'éducation intellectuelle. C'est ce qu'il y a de nouveau dans cette institution, c'est ce qu'il fallait faire connaître, c'est ce que je me suis efforcé de démontrer.

Elle ne fait pas seulement du bien à l'enfant, elle moralise les mères, les instruit, les ramène souvent dans le droit chemin, leur impose l'obligation d'allaiter leurs enfants, que jadis elles envoyaient en nourrice, et leur en fournit les moyens tout en les laissant travailler. Elle leur enseigne à les élever dans de bons sentiments, sous l'empire de bons exemples, et, loin de relâcher les liens de la famille, disons-le bien haut, la Crèche les resserre, les augmente et les rend indissolubles.



2712 — Paris, imprimerie Jouaust, rue Saint-Honoré, 338.

www.ingramcontent.com/pod-product-compliance
Ingram Content Group UK Ltd.
Pitfield, Milton Keynes, MK11 3LW, UK
UKHW020946220726
13924UKWH00002B/522